ISMAIL Abduljalil Alfa
IBRAHIM Anas

Tempo para o controlo ideal da hipertensão

ISMAIL Abduljalil Alfa
IBRAHIM Anas

Tempo para o controlo ideal da hipertensão

Utilização do modelo de risco proporcional de Cox e do modelo de Weibull

ScienciaScripts

Imprint

Cover image: www.ingimage.com

This book is a translation from the original published under ISBN 978-620-8-22496-7.

Publisher:
Sciencia Scripts
is a trademark of
Dodo Books Indian Ocean Ltd. and OmniScriptum S.R.L publishing group

120 High Road, East Finchley, London, N2 9ED, United Kingdom
Str. Armeneasca 28/1, office 1, Chisinau MD-2012, Republic of Moldova, Europe
Printed at: see last page
ISBN: 978-620-8-30777-6

TEMPO PARA O CONTROLO ÓPTIMO DA HIPERTENSÃO UTILIZANDO O MODELO DE RISCO PROPORCIONAL DE COX E O MODELO DE WEIBULL

BY

ISMAIL, Abduljalil Alfa

e

IBRAHIM, Anas

Índice

Dedicação

Aos nossos queridos pais, Professora Ismaila Alfa Adamu e Hajiya Murjanatu Abdullahi Machika, Ibrahim Yunus e Maryam Umar. É com orgulho que vos dedicamos este trabalho, honrando o vosso legado e os valores que nos ensinaram.

CAPÍTULO UM

INTRODUÇÃO

1.1 Antecedentes do estudo

A maioria dos métodos de análise estatística não inclui a duração do tempo como variável, e a análise é efectuada apenas sobre os resultados do ensaio após a conclusão do período de estudo, conforme especificado no protocolo do estudo (In e Lee, 2018). No entanto, nos casos em que o resultado produz diferentes interpretações em diferentes pontos no tempo, mesmo num intervalo de apenas algumas horas ou minutos, é vantajoso utilizar um método de análise estatística que incorpore o tempo como variável (Kleinbaum e Klein, 2005). Os métodos de sobrevivência aplicam-se quando o foco é o tempo até um evento, como a morte ou o aparecimento de uma doença (Sowmya e David, 2007).

A análise de sobrevivência é um tipo de análise estatística que analisa a forma como os factores de previsão afectam o tempo até à ocorrência de um acontecimento, em vez da probabilidade do acontecimento em si. É utilizada para analisar dados em que o tempo até ao acontecimento é de interesse. Como o nome indica, este método tem origem no domínio da investigação médica para avaliar o impacto de medicamentos ou tratamentos médicos no tempo até à morte (Sheik, Selvakumar, Parkavi, Suganya e Venkatesh, 2019).

Os dados de sobrevivência são um termo utilizado para descrever dados que medem o tempo até um determinado evento. Na análise de sobrevivência, o acontecimento pode ser a morte, a ocorrência de uma doença (ou complicação), o tempo até um ataque epilético, o tempo que um doente demora a responder a uma terapêutica ou o tempo desde a resposta até à recidiva da doença (ou seja, o regresso da doença). O evento é uma transição de um estado para outro. A morte é uma transição do estado vivo para o estado morto. A ocorrência de doença é uma transição do estado de estar saudável para o estado de presença de doença (David, 2011).

As dificuldades específicas relacionadas com a análise de sobrevivência resultam, em grande parte, do facto de apenas alguns indivíduos terem experimentado o evento e, subsequentemente, os tempos de sobrevivência serão desconhecidos para um subconjunto do grupo de estudo. Este fenómeno é designado por censura e pode surgir das seguintes formas: um doente (ainda) não experimentou o resultado relevante, como uma recaída ou morte, no momento do encerramento do estudo; um doente perde o seguimento durante o período do estudo; um doente experimenta um evento diferente que impossibilita o seguimento posterior. Estes tempos de sobrevivência censurados subestimam o verdadeiro (mas desconhecido) tempo até ao acontecimento. Visualizando o processo de sobrevivência de um indivíduo como uma linha de tempo, o seu acontecimento (supondo que ocorresse) está para além do final do período de acompanhamento (Clark, Bradburn, Love e Altman, 2003).

Ignorar os doentes censurados na análise, ou simplesmente igualar o seu tempo de sobrevivência observado (tempo de seguimento) com o tempo de sobrevivência total não observado, enviesaria os resultados. Mesmo que não houvesse censura no conjunto de dados, os tempos de sobrevivência têm normalmente uma distribuição fortemente enviesada, limitando a utilidade dos testes estatísticos que assumem uma distribuição normal dos dados (Clark *et al.*, 2003).

As distribuições de sobrevivência são geralmente descritas em termos de duas funções: a função de sobrevivência, S(t), definida como a probabilidade de uma pessoa sobreviver num determinado momento t; e a função de perigo, h(t), que é a taxa de insucesso instantânea (Sowmya e David, 2007).

Na análise dos dados de sobrevivência, distinguem-se três classes comuns de métodos: Métodos não paramétricos, que não impõem pressupostos sobre a distribuição dos tempos de sobrevivência (uma forma específica da função de sobrevivência ou função de perigo) nem assumem uma relação específica entre as covariáveis e o tempo de sobrevivência. Esta classe inclui o estimador de

Kaplan-Meier e o teste log-rank. Os métodos semi-paramétricos também não fazem suposições relativamente à distribuição dos tempos de sobrevivência, mas assumem uma relação específica entre as covariáveis e a função de risco e, consequentemente, o tempo de sobrevivência. Os métodos paramétricos pressupõem uma distribuição dos tempos de sobrevivência e uma forma funcional das covariáveis (Patrick e Thomas, 2018). Os modelos de sobrevivência paramétricos comuns incluem os modelos Weibull, exponencial, log-logístico, lognormal e gama generalizado (In e Lee, 2018).

A distribuição de Weibull é muito utilizada na análise de dados relativos ao tempo de vida, principalmente porque, na presença de censura, é muito mais fácil de tratar numericamente do que a distribuição gama. Tem dois parâmetros, ou seja, o parâmetro de escala e o parâmetro de forma, e também tem taxas de insucesso crescentes e decrescentes consoante o parâmetro de forma. Uma das desvantagens da distribuição é que o seu estimador de máxima verosimilhança tem uma convergência assintótica muito baixa para a normalidade (Bain, 1976).

Em muitos estudos médicos, o tempo até à morte é o evento de interesse (Clark *et al.*, 2003). No entanto, na hipertensão, outra medida importante é o tempo até ao controlo ótimo da pressão arterial elevada. É importante indicar qual é o acontecimento e quando começa e termina o período de observação. A hipertensão, por vezes designada por hipertensão arterial, é uma doença crónica em que a pressão sanguínea nas artérias é elevada. Isto obriga o coração a trabalhar mais do que o normal para fazer circular o sangue pelos vasos sanguíneos. A tensão arterial resume-se a duas medições, sistólica e diastólica, que dependem do facto de o músculo cardíaco se estar a contrair (sístole) ou a relaxar entre batimentos (diástole). A tensão arterial normal em repouso situa-se no intervalo de 100 - 140 mmHg sistólica (leitura superior) e 60 - 90 mmHg diastólica (leitura inferior). Considera-se que existe pressão arterial elevada se esta for persistentemente igual ou superior a 140/90 mmHg (Organização Mundial de Saúde, 2013).

A hipertensão é um importante desafio de saúde pública que afecta aproximadamente mil milhões de pessoas em todo o mundo (ChobanianBakris, Black, Cushman, Green, Jones, Materson, Oparil, Wrights, Roccella, 2003). Segundo a Organização Mundial de Saúde, a hipertensão arterial é o principal fator de risco de mortalidade (12,7% das mortes atribuíveis), seguida do consumo de tabaco (8,7%) e da glicemia elevada (5,8%) (Organização Mundial de Saúde, 2014). A prevalência média global da hipertensão arterial no mundo foi estimada em 35% (37% no sexo masculino e 31% no sexo feminino) (Pereira, Lunet, Azevedo e Barros, 2009).

Na África Subsariana, os dados epidemiológicos emergentes sugerem que a hipertensão se tornou um importante desafio de saúde pública (Addo, Smeeth e

Leon, 2007). Registam-se grandes variações na prevalência, na sensibilização e no tratamento da hipertensão nos países da região e entre eles (Kayima, Wanyenze, Katamba, Leontsini, Nuwaha, 2013 e Akinlua, Meakin, Umar e Freemantle, 2015). Vários factores, que vão desde a não normalização dos métodos de inquérito, a utilização de limiares variáveis para o diagnóstico da hipertensão e a não comunicação de taxas de prevalência padronizadas por idade, tornam praticamente impossível a agregação dos dados gerados por vários estudos. O resultado global é a escassez de dados que permitam informar políticas de saúde sólidas destinadas a controlar a epidemia de hipertensão na região (Odili, Babangida, Benjamin, Peter. Innocent, Umar, Maxwell, Kefas, Ime, Kabiru, John, Akinyemi, Godsent, 2017).

O sétimo relatório do Joint National Committee on Prevention, Detection, Evaluation, and Treatment of High Blood Pressure (Comité Nacional Conjunto para a Prevenção, Deteção, Avaliação e Tratamento da Pressão Arterial Elevada) mostrou que uma diminuição da PAS na população em 5 mmHg resultaria, em termos globais, numa redução de 14% da mortalidade por acidente vascular cerebral, numa redução de 9% da mortalidade por doenças coronárias e numa diminuição de 7% da mortalidade por todas as causas (Organização Mundial de Saúde, 2013).

A hipertensão também pode ser controlada através de intervenções. Os prestadores de cuidados de saúde trabalham com os indivíduos hipertensos para controlar a doença e prevenir os efeitos secundários deletérios de uma hipertensão não controlada (Sendex e Hebo, 2017).

1.2 Declaração do problema de investigação

A análise de sobrevivência da hipertensão arterial utiliza modelos paramétricos, semiparamétricos, não paramétricos ou modelo de fragilidade (Sendek e Hebo, 2017, Erango, Gergiso e Hebo, 2019, Ayalew, Erango e Gergiso, 2019). O resultado do modelo de fragilidade revela que havia heterogeneidade não observada entre os indivíduos (ou seja, havia outras covariáveis não medidas que afetavam o controlo da hipertensão, mas que não foram incluídas, como o índice de massa corporal, nutricional, ambiental, etc.). Além disso, a informação dietética sobre o consumo do doente pode perder-se, uma vez que desempenha um papel importante no controlo do estado do doente.

Assim, alguns autores tentaram resolver o problema acima referido incluindo algumas das covariáveis utilizando o modelo de Weibull. Assim, este estudo investigou o tempo até ao controlo ótimo da hipertensão arterial e os factores que afectam o tempo de sobrevivência dos doentes hipertensos em seguimento, utilizando o modelo de risco cox-proporcional e o modelo de Weibull.

1.3 Finalidade e objectivos

O objetivo deste estudo é investigar o tempo necessário para atingir um controlo ótimo da hipertensão.

Os objectivos do estudo são:

i. Visualizar as caraterísticas do paciente hipertenso em acompanhamento.
ii. Para comparar as probabilidades de sobrevivência dos grupos
iii. Ajustar os dois modelos ao conjunto de dados sobre a hipertensão.
iv. Prever os factores que afectam o controlo ideal da pressão arterial.

1.4 Importância do estudo

Considerando a prevalência da hipertensão e o papel importante que desempenha na promoção de outras doenças perigosas. Por conseguinte, este estudo servirá como fonte de encorajamento para os doentes hipertensos manterem um acompanhamento regular e lutarem para manter a tensão arterial controlada.

1.5 Âmbito do estudo

Este trabalho de investigação incidirá sobre o tempo necessário para atingir um controlo ótimo da hipertensão e detectará os factores que influenciam os principais factores que afectam o sucesso do tratamento.

CAPÍTULO DOIS

REVISÃO DA LITERATURA

2.1 Introdução

Foram efectuados estudos sobre a análise de sobrevivência, o trabalho de investigação reviu a literatura existente sobre a análise de sobrevivência de doentes hipertensos em acompanhamento, utilizando modelos paramétricos, semi-paramétricos, não-paramétricos ou de fragilidade.

2.2 Revisão da literatura relacionada

Erango *et al.*, (2019) compararam as estimativas de parâmetros utilizando abordagens bayesianas e clássicas e detetaram potenciais fatores que afetam a probabilidade de sobrevivência dos doentes com hipertensão em acompanhamento. O modelo Weibull bayesiano foi selecionado; o procedimento de seleção do modelo foi baseado nos critérios de informação de deviance (DIC), critérios de informação de Akaike (AIC) e critérios de informação bayesianos (BIC). O resultado do modelo Bayesiano de Weibull indica que a idade de base do doente, o sexo, a história familiar de hipertensão, o consumo de tabaco, o consumo de álcool, a ingestão de khat, o nível de colesterol no sangue do doente, o estádio da doença de hipertensão, a adesão ao tratamento e a doença relacionada foram significativamente associados ao tempo de sobrevivência dos doentes com hipertensão.

Houve diferenças entre as curvas de sobrevivência da história familiar de hipertensão, do nível de colesterol no sangue e da Diabetes Mellitus. Com base no resultado do teste log-rank, verificou-se uma diferença significativa na experiência de sobrevivência dos doentes relativamente à ingestão de khat, ao colesterol no sangue, ao estádio da hipertensão, à adesão e à doença relacionada. Concluíram que são necessárias covariáveis adicionais.

Ayalew *et al.,* (2019) trabalharam na análise de sobrevivência de fatores que afetam o tempo de sobrevivência de pacientes com hipertensão usando a distribuição paramétrica de tempo de falha acelerada. O modelo Weibull foi selecionado; o procedimento de seleção do modelo foi baseado nos critérios de informação de deviance (DIC), critérios de informação de Akaike (AIC) e critérios de informação bayesianos (BIC). Os resultados indicam que a idade de base do doente, o local de residência, a história familiar de hipertensão, a ingestão de khat, o nível de colesterol no sangue do doente, o estádio da doença hipertensiva, a adesão ao tratamento e a doença relacionada foram significativamente associados ao tempo de sobrevivência dos doentes com hipertensão. Houve diferenças entre as curvas de sobrevivência do grupo do sexo, história familiar de hipertensão, grupos etários, nível de colesterol, diabetes mellitus, estádios da hipertensão. No entanto, não se registaram diferenças claras na probabilidade de sobrevivência entre as categorias das covariáveis Local de residência, Tabagismo e Consumo de álcool. Isto significa que não existe uma diferença significativa de experiência de sobrevivência em cada grupo de covariáveis. Com base no resultado do teste log-rank, foram significativas na experiência de sobrevivência dos doentes em diferentes categorias de género, grupo etário, ingestão de khat, colesterol no sangue, estado da hipertensão, adesão e doença relacionada. No entanto, não são significativas na experiência de sobrevivência dos doentes em diferentes categorias de local de residência, história familiar de hipertensão, consumo de tabaco, consumo de álcool e estado de diabetes mellitus.

Sendek e Hebo (2017) realizaram uma investigação utilizando o modelo de risco de proporção de Cox, a estimativa de Kaplan-Meier e os modelos de fragilidade. A sua estimativa de Kaplan-Meier revela que os doentes hipertensos atingiram um bom controlo da hipertensão após uma média de 43,6 meses (3,63 anos), com um tempo de sobrevivência médio de 48 meses (4 anos).

O resultado da análise de Cox-PH mostrou que os principais factores que afectam o bom controlo dos doentes hipertensos são a idade, a pressão arterial sistólica (PAS) e o açúcar no sangue em jejum (FBS). Entre estes, a idade e a PAS tiveram uma relação inversa com a variável de resultado, mas o FBS teve uma relação direta com a variável de resultado (ou seja, o bom controlo da hipertensão). Os modelos de fragilidade mostram que as variáveis preditoras idade, PAS, BUN e creatinina foram estatisticamente significativas a 5% para o bom controlo da hipertensão.

Concluíram que existem covariáveis não medidas que afectam o bom controlo da hipertensão, mas que não foram incluídas no seu estudo, e recomendaram que outros estudos utilizem uma metodologia flexível e recentemente desenvolvida, incluindo covariáveis adicionais: sociais, económicas, comportamentais, nutricionais, ambientais e outras que possam afetar o controlo da hipertensão. Por conseguinte, a investigação utilizou uma metodologia flexível, incluindo as covariáveis acima enumeradas.

Gesese (2017) realizou um estudo que analisou os principais fatores de risco que levam à complicação da doença cardiovascular em pacientes hipertensos usando o modelo de risco proporcional de Cox. O resultado revelou que, residência, idade, pressão arterial sistólica basal, pressão arterial diastólica basal e complicação basal foram os principais fatores que afetam o tempo para a complicação cardiovascular de pacientes com hipertensão.

A estimativa de Kaplan-Meier mostrou que o tempo médio para os doentes desenvolverem uma complicação cardiovascular foi de 18,7 meses. A taxa de incidência foi de 1,2 por cento por cada mês. A partir do resultado do teste de classificação longa, os doentes que tinham uma doença cardiovascular de base diferem significativamente dos doentes que não tinham complicações durante um período mais curto de complicações de doenças cardiovasculares. Concluíram que o número total de doentes pode não ser suficiente devido à falta de disponibilidade de dados suficientes no hospital onde recolheram os dados e que todas as variáveis do estudo foram recolhidas apenas na linha de base.

Adeloye D, Eyitayo O. O, Dike B. O, Asa A. M, Dewan M. D, Timothy O. O, Oga O. S, Omoyele C, Ezeigwe N, Mpazenje R. G, Gadanya M. A, Agogo E, Alemu W, Adebiyi A. O, Harhay M. O, (2020) efectuaram uma pesquisa sistemática de estudos sobre a epidemiologia da hipertensão na Nigéria, publicados em janeiro de 1990 ou após essa data. Os autores utilizaram uma meta-análise de efeitos aleatórios sobre a prevalência bruta extraída da hipertensão e as taxas de sensibilização, tratamento e controlo. Utilizando um modelo de meta-regressão, foram estimados os casos globais de hipertensão na Nigéria em 1995 e 2020. Cinquenta e três estudos (n = 78 949) preencheram os critérios de seleção. A prevalência bruta estimada de pré-hipertensão (120-139/80-89 mmHg) na Nigéria foi de 30,9% (intervalo de confiança de 95% [IC]: 22,0%-39,7%), e a prevalência bruta de hipertensão (≥140/90 mmHg) foi de 30,6% (IC 95%: 27,3%-34.0%).Quando ajustados por idade, período de estudo e amostra, os casos absolutos de hipertensão aumentaram 540% entre indivíduos com idade ≥20 anos, de aproximadamente4,3 milhões de indivíduos em 1995 (prevalência ajustada por idade 8.6%, IC 95%: 6,5-10,7)para 27,5 milhões de indivíduos com hipertensão em 2020 (prevalência ajustada à idade32,5%, IC 95%: 29,8-35,3).A prevalência ajustada à idade só era significativamente maior entre os homens em 1995, sendo que a diferença entre ambos os sexos diminuiu consideravelmente em 2020.Em 2020, apenas 29,0% dos casos (IC 95%: 19,7-38,3) tinham conhecimento da sua hipertensão, 12,0% (IC 95%: 2,7-21,2) estavam em tratamento e 2,8% (IC 95%: 0,1-5,7) tinham uma tensão arterial ideal. O estudo sugere que a prevalência da hipertensão aumentou substancialmente na Nigéria nas últimas duas décadas.

Estimaram os parâmetros da distribuição proposta utilizando o método da máxima verosimilhança e obtiveram também o comportamento assintótico da distribuição. Compararam a sua distribuição com outras distribuições relacionadas para obter a qualidade do ajuste da nova distribuição utilizando os critérios AIC, CAIC, HQIC e BIC. A distribuição Generalized Exponential

Weibull (GEW) apresenta um melhor ajuste do que as outras distribuições quando comparadas. O conjunto de dados utilizado foi sobre a tensão de rutura da fibra e foi originalmente relatado por Bain (1976) e referenciado por Marshal e Olkin (1997), Eslavath e John (2020) com o objetivo de avaliar a associação de factores de risco comportamentais com o conhecimento da hipertensão e a hipertensão entre a população rural na Índia. Selecionaram um número total de 263 participantes utilizando a técnica de amostragem aleatória em várias fases. Os dados foram analisados utilizando estatísticas descritivas, o teste do Qui-quadrado, a correlação de Pearson e a regressão logística binária. Os seus resultados revelaram que não existe uma relação significativa entre o índice de factores de risco e o conhecimento da hipertensão. Observaram que factores como o tabagismo (OR = 0,29; IC: 090-0,961), o consumo de frutas e legumes (OR = 1,32; IC" 1,01-1,74), o índice de massa corporal (OR = 1,85; IC: 1,21-2,84) e o grupo (OR = 1,55; IC: 1,14=2,11) estavam significativamente associados à probabilidade de hipertensão. Os factores como o consumo de tabaco, o consumo de álcool, a atividade física, o sexo, a educação e a profissão não se associaram estatisticamente às probabilidades de hipertensão.

Nhon, Quyet, Long, Tung, Nguyen e Khanh, (2018) realizaram um estudo transversal em duas comunidades do distrito de Chiem Hoa e da província de Tuyen Quang. Um número total de 319 participantes e utilizaram modelos univariados e multivariados de regressão logística para determinar a prevalência e os factores relacionados com a hipertensão. Entre as pessoas com hipertensão, havia 101 com hipertensão sistólica isolada (HSI). A proporção de hipertensão no grupo étnico Tay foi de 47,6%. Os factores relacionados com a hipertensão incluíam o grupo, o índice de massa corporal (IMC), a baixa aptidão física e a relação cintura-quadril (RCQ).

Faisal e Dikko (2017) propuseram uma nova distribuição de quatro parâmetros, denominada distribuição Generalizada Exponencial-Weibull (GEW) que estendeu a distribuição Exponencial-Weibull (EW) introduzida por Cordeiro, Edwin, Ortega e Arthur, (2013). Mostrou que a distribuição correspondente proporcionava flexibilidade na análise de dados da vida real. As suas propriedades estatísticas, incluindo o momento, a função geradora de momento, a função de sobrevivência e de risco e as estatísticas de ordem da distribuição, também foram derivadas.

Francesco, Riccardo, Anna, Matteo, Anna, Elena, Alex, Emanuela, Elisabetta, Giovambattista, Maria, Emanuela, (2018): realizaram um estudo para fornecer uma melhor visão sobre a relação entre diferentes níveis de índice de massa corporal (IMC) e a alteração do risco de hipertensão. Encontraram um gradiente de aumento da pressão arterial com níveis mais elevados de IMC. O facto de este gradiente estar presente mesmo nas análises totalmente ajustadas sugere que o IMC pode causar um efeito direto na pressão arterial, independentemente de outros factores de risco clínicos.

CAPÍTULO TRÊS

METODOLOGIA

3.1 Introdução

Esta secção contém o desenho do estudo e os modelos (paramétricos, semi-paramétricos e não-paramétricos) que foram utilizados para modelar os dados de sobrevivência dos hipertensos e a sobrevivência é discutida.

3.2 Conceção do estudo

Este estudo foi um estudo de coorte retrospetivo realizado no Specialist Hospital, no estado de Sokoto, na Nigéria. As populações de origem foram todos os doentes hipertensos que estavam a receber tratamento no Specialist Hospital Sokoto. A população do estudo incluiu todos os doentes hipertensos com idade ≥18 anos e que tinham visitado o hospital pelo menos três vezes.

A variável resposta (dependente) do estudo é o tempo de sobrevivência dos doentes hipertensos, ou seja, o período de tempo decorrido desde a data de início da toma de medicamentos anti-hipertensores até à data de controlo ótimo da hipertensão (ou censura), foi medido em meses. As variáveis independentes foram idade, sexo, profissão, escolaridade, etnia, residência, pressão arterial sistólica (PAS), pressão arterial diastólica (PAD), medicamentos anti-hipertensivos, índice de massa corporal, tabagismo, consumo de álcool e ingestão de sal cru

3.3 Funções

Os dados de sobrevivência são geralmente descritos e modelados em termos de duas probabilidades relacionadas, nomeadamente a sobrevivência e o risco. A probabilidade de **sobrevivência** (também designada por função de sobrevivência) S(t) é a probabilidade de um indivíduo sobreviver desde a origem (por exemplo, o diagnóstico de hipertensão) até um determinado momento futuro t. É fundamental para uma análise de sobrevivência porque as probabilidades de sobrevivência para diferentes valores de t fornecem informações resumidas cruciais a partir dos dados relativos ao momento do acontecimento. Estes valores descrevem diretamente a experiência de sobrevivência de uma coorte de estudo (Clark *et al.*, 2003).

$S(t_j) = S(t_j - 1)(1 - \frac{d_j}{n_j})$ a probabilidade de um indivíduo sobreviver para além do tempo t

Uma vez que uma unidade ou falha, ou sobrevive, e uma destas duas alternativas mutuamente exclusivas tem de ocorrer, temos

$$S(t) = 1 - F(t), F(t) = 1 - S(t)$$

em que $F(t)$ é a função de distribuição cumulativa (CDF). Se T for uma variável aleatória contínua, então $S(t)$ é uma função contínua e estritamente decrescente. A função de sobrevivência é o integral da função de densidade de probabilidade (pdf), $f(t)$, ou seja

$$S(t) = \int_t^{\infty} f(x)dx \tag{3.1}$$

Assim

$$f(t) = -\frac{dS(t)}{dt} \tag{3.2}$$

O risco é normalmente designado por h(t) e é a probabilidade de um indivíduo que está sob observação num momento t ter um acontecimento nesse momento. Por outras palavras, representa a taxa de ocorrência instantânea de um acontecimento para um indivíduo que já sobreviveu ao tempo t. Note-se que, ao contrário da função de sobrevivência, que se centra na não ocorrência de um acontecimento, a função de perigo centra-se na ocorrência do acontecimento. A função de risco tem interesse porque permite conhecer as taxas de insucesso condicionais e fornece um veículo para especificar um modelo de sobrevivência. Em suma, o risco está relacionado com a taxa de ocorrência (atual) do evento, enquanto a sobrevivência reflecte a não ocorrência cumulativa (Clark *et al.*, 2003).

A taxa de falha (ou taxa de risco) é indicada por $h(t)$ e é definida pela seguinte equação

$$H(\mathrm{t}) = \lim_{h\to 0} \frac{P[t \le T \le t+h \mid T \ge t]}{h}$$

$$= \frac{f(t)}{S(t)} = \text{ a taxa de insucesso instantânea (condicional):} \qquad (3.3)$$

A taxa de insucesso é por vezes designada por taxa de insucesso condicional", uma vez que o denominador $S(\mathrm{t})$ (ou seja, a população sobrevivente) converte a expressão numa taxa condicional, dada a sobrevivência para além do tempo t. Uma vez que h(t) é também igual ao negativo da derivada de $\ln\{S(t)\}$, temos a útil identidade:

$$S(t) = \exp\{-\int_0^t h(t)dt\} \qquad (3.4)$$

Se deixarmos

$$H(t) = \int_0^t h(t)dt\} \qquad (3.5)$$

seja a função de risco acumulado, temos então $S(\mathrm{t}) = \mathrm{e}^{-H(t)}$ duas outras identidades úteis que decorrem destas fórmulas são

$$h(t) = -\frac{d\ln S(t)}{dt} \qquad (3.6)$$

$$H(t) = -\ln S(t) \qquad (3.7)$$

A relação matemática entre a sobrevivência e a função de risco é a seguinte

$$h(t) = 1 - p(T > t) \tag{3.8}$$

3.4 Estimador de Kaplan-Meier

O método de Kaplan-Meier estima a probabilidade não ajustada de sobrevivência para além de um determinado momento (Hosmer, Lemeshow e May, 2008). Suponha-se que k doentes têm eventos no período de seguimento em *momentos* distintos$_1$ $< t_2 < t_3 < t_4 < t_5 < \ldots < t_k$. Como se assume que os eventos ocorrem independentemente uns dos outros, as probabilidades de sobrevivência de um intervalo para o seguinte podem ser multiplicadas para obter a probabilidade de sobrevivência cumulativa (Clark *et al.*, 2003). Mais formalmente, a probabilidade de estar vivo no momento t_j, $S(t_j)$, é calculada a partir de $S(t_j\_1)$ a probabilidade de estar vivo em t_j_1, n_j o número de doentes vivos imediatamente antes de t_j, e d_j o número de eventos em t_j, por

$$S(t_j) = S\,(t_{-j1})(1 - \frac{dj}{nj}) \tag{3.9}$$

em que $t_0 = 0$ e $S(0) = 1$. O valor de S(t) é constante entre os momentos dos acontecimentos e, por conseguinte, a probabilidade estimada é uma função escalonada que muda de valor apenas no momento de cada acontecimento. Este estimador permite que cada doente contribua com informação para os cálculos, desde que se saiba que não tem qualquer acontecimento. Se todos os indivíduos experimentassem o acontecimento (ou seja, sem censura), este estimador reduzir-se-ia simplesmente ao rácio do número de indivíduos livres de acontecimentos no momento t dividido pelo número de pessoas que entraram no estudo.

A curva de sobrevivência KM, um gráfico da probabilidade de sobrevivência KM em função do tempo, fornece um resumo útil dos dados que podem ser utilizados para estimar medidas como o tempo de sobrevivência médio (Clark *et al.*, 2003).

3.5 Comparação da sobrevivência de dois ou mais grupos

O teste log rank (Peto, Pike, Armitage, Breslow, Cox, Howard, Mantel, McPherson, Peto e Smith, 1976) é o método mais utilizado para comparar duas ou mais curvas de sobrevivência. Os grupos podem ser de tratamento. O método calcula em cada momento do evento, para cada grupo, o número de eventos que seria de esperar desde o evento anterior se não houvesse diferença entre os grupos. Estes valores são depois somados a todos os eventos para obter o número total de eventos esperados em cada grupo, digamos Ei para o grupo i. O teste log rank compara o número de eventos observados, digamos Oi para o grupo de tratamento i, com o número esperado, calculando a estatística do teste

$$\chi^2 = \sum_{i}^{g} \frac{(O_i - E_i)^2}{E_i}$$

(3.10)

Este valor é comparado com uma distribuição X^2 com (g_1) graus de liberdade, em que g é o número de grupos. Desta forma, pode ser calculado um valor P para calcular a significância estatística das diferenças entre as curvas de sobrevivência completas.

3.6 Modelo de regressão de risco proporcional de Cox

O modelo de riscos proporcionais, proposto por Cox (1972, 1975), tem sido usado principalmente na análise de testes médicos para modelar o efeito de variáveis secundárias na sobrevivência. A sua força reside na capacidade de modelar e testar muitas inferências sobre a sobrevivência sem fazer quaisquer pressupostos específicos sobre a forma do modelo de distribuição de vida (David 2011).

Seja $X = (X_1, X_2, ..., X_K)$ um vetor de uma ou mais variáveis explicativas que se acredita afectarem o tempo de vida. Estas variáveis podem ser contínuas ou podem ser variáveis indicadoras com o valor 1 se um determinado fator ou condição estiver presente e 0 caso contrário. Seja a taxa de risco para um conjunto de base $X = (X_1^0, X_2^0, ..., X_K^0)$ destas variáveis dada por $, h_0(t)\, h_0(t)$ denotando a função de risco legítima para um modelo de distribuição de vida não especificado.

A fórmula de Cox-PH é a seguinte

$$h(t, X) = h_0(t)e^{\sum_{i=1}^{p}\beta i Xi}$$

(3.11)

em que $h_0(t)$ é a função de risco de base que não é especificada, enquanto βi representa os coeficientes das covariáveis e Xi é um vetor das covariáveis que se pensa afectarem o tempo de vida.

O modelo de Cox é designado por semi-paramétrico porque, embora o risco de base possa assumir qualquer forma, as covariáveis entram no modelo através do preditor linear. Considere duas observações

$X^* = (X_1^*, X_2^*, ..., X_P^*)$ e $X = (X_1, X_2, ..., X_p)$

O rácio de risco para estas duas observações é:

$$\frac{h(t, X^*)}{h(t, X)} = \exp\left[\sum_{i=1}^{p}\beta i(Xi^* - Xi)\right]$$

(3.12)

Este rácio é constante ao longo do tempo. Na formulação inicial, esta investigação assumirá que os valores das covariáveis X_i são constantes ao longo do tempo.

3.7 Modelo de Regressão Paramétrica

O modelo paramétrico de riscos proporcionais é a versão paramétrica do modelo de riscos proporcionais de Cox. É apresentado de forma semelhante aos modelos de Cox PH. A função de risco no momento t para um determinado doente com um conjunto de k covariáveis$(x_1, x_2, \ldots, x_k)$é dada da seguinte forma:

$$h(t / X) = h_0(t)exp(\beta_1 x_1 + \beta_2 x_2 + \ldots + \beta_k x_k) = h_0(t)exp(\beta' X)$$

(3.13)

A principal diferença entre os dois tipos de modelos é o facto de se assumir que a função de risco de base e segue uma distribuição específica quando um modelo PH totalmente paramétrico é ajustado aos dados, ao passo que o modelo de Cox não tem essa restrição. Os coeficientes são estimados por verosimilhança parcial no modelo de Cox e por verosimilhança máxima no modelo paramétrico de PH. Para além disso, os dois tipos de modelos são equivalentes. Os rácios de risco têm a mesma interpretação e a proporcionalidade dos riscos continua a ser assumida. Podem ser derivados vários modelos paramétricos de PH escolhendo diferentes funções de risco. Os modelos normalmente aplicados são os modelos exponencial, de Weibull ou de Gompertz.

3.8 Modelo exponencial

Suponha-se que os tempos de sobrevivência têm uma distribuição exponencial com um parâmetro de escala λ , de modo que a função de sobrevivência e de perigo da distribuição $\exp(\lambda)$ é dada por

$$S(t) = e^{-\lambda t} \text{ e } h(t) = \lambda$$

A taxa de risco mantém-se constante. No modelo de risco exponencial, a função de risco dos doentes com as covariáveis $(X_{1,} X_{2,\dots,} X_K)$ é dada por:

$$h(t / X) = \lambda \exp(\beta_1 X_1 + \beta_2 X_2 +, \dots, \beta_k X_k)$$

(3.14)

$$h(t / X) = \lambda \exp(\beta' X)$$

(3.15)

A função de sobrevivência correspondente é dada por:

$$S(t / X) = \exp\{-\exp(\beta' X)\lambda t\}$$

(3.16)

3.9 Modelo de Weibull

Suponha-se que os tempos de sobrevivência têm uma distribuição de Weibull com parâmetro de escala λ e parâmetro de forma α de modo que a função de sobrevivência e a função de risco da distribuição $W(\lambda, \alpha)$ são dadas por

$$S(t) = exp(-\lambda t^{\alpha}), h(t) = \lambda\alpha(t)^{\alpha-1}$$

(3.17)

Com $\lambda, \alpha > 0$. A taxa de risco aumenta quando $\alpha > 1$,e diminui quando $\alpha < 1$ à medida que o tempo passa. Quando $\alpha = 1$a taxa de risco permanece constante, o que constitui o caso exponencial especial.

No modelo Weibull PH, a função de risco de um determinado doente com covariáveis $(x_1, x_2, \dots, x_k)$ é dada por

$$h(t / X) = \lambda\alpha(t)^{\alpha-1} exp(\beta_1 x_1 + \beta_2 x_2 + \dots + \beta_k x_k)$$

(3.18)

$$h(t / X) = \lambda\alpha(t)^{\alpha-1} exp(\beta' X)$$

(3.19)

Podemos ver que o tempo de sobrevivência deste doente tem a distribuição de Weibull com o parâmetro de escala $\lambda \exp(\beta' x)$e parâmetro de forma α. Por conseguinte, a família Weibull com αfixa possui a propriedade PH. Isto mostra que os efeitos das variáveis explicativas no modelo alteram o parâmetro de escala da distribuição, enquanto o parâmetro de forma permanece constante. A função de sobrevivência correspondente é dada por:

$$S(t|X) = \exp\{-\exp(\beta' x)\,\lambda t^{\alpha}\}. \quad (3.20)$$

3.10 Procedimento de investigação

Foram utilizados os programas estatísticos Statistical Package for Social Sciences (SPSS) versão 20 (IBM Corporation, Armonk, NY, EUA) e R versão 3.0.2.

A análise foi realizada da seguinte forma: Primeiro, a curva de Kaplan-Meier foi obtida através da visualização das caraterísticas dos pacientes em acompanhamento. Em seguida, foi feita a comparação dos tempos de experiência uniforme de dois ou mais grupos através do teste de Log-rank. No segundo passo, foi efectuada uma análise univariada dos modelos de Cox-PH e Weibull para cada um dos factores independentes.

CAPÍTULO QUATRO

APRESENTAÇÃO E ANÁLISE DE DADOS

4.1 Introdução

Neste capítulo, são discutidos os resultados obtidos com a análise dos dados. A abordagem K-M é utilizada para descrever as funções de sobrevivência dos doentes hipertensos e os testes Log-rank são utilizados para comparar as curvas de sobrevivência dos doentes. Em seguida, os dados relativos aos hipertensos foram utilizados para ajustar os dois modelos, a saber o modelo de risco proporcional de Cox e o modelo de Weibull.

4.2 Descrição e Visualização das Caraterísticas dos Pacientes Hipertensos em Acompanhamento

Tabela 4.1 Tabela de resumo para algumas das variáveis do estudo

S/n	Covariáveis	Média	Mediana	Desvio padrão	Mínimo	Máximo
1	Tempo (meses)	21.50	19.08	15.96	1	95
2	Idade (anos)	52.52	53	12.36	21	87
3	PAS (mmHg)	154.64	150	23.04	130	260
4	PAD (mmHg)	93.73	90	13.16	80	140
5	Peso (kg)	68.	67.90	5.19	55	85.70

6	Altura (m)	1.64	1.63	0.44	1.51	1.80
7	IMC	25.10	25	1.61	21.10	30.20
8	N.º de medicamentos anti-hipertensores	2.85	3	0.90	1	6

A partir da Tabela 4.1, o tempo médio de seguimento dos doentes foi de 21,50 meses e o tempo mediano de seguimento foi de 19,10 meses, com um desvio padrão de 16 meses e um mínimo e máximo de 1 mês e 95 meses, respetivamente. A idade média e mediana dos doentes foi de 52,57 e 53 anos, respetivamente, com um desvio padrão de 12,36 anos e um mínimo e máximo de 21 e 87 anos, respetivamente. O valor médio da pressão arterial sistólica (PAS) é de 155,64 mmHg e a mediana é de 150 mmHg, com um desvio-padrão de 23,04 mmHg e valores mínimo e máximo de 130 mmHg e 260 mmHg, respetivamente. O valor médio da pressão arterial diastólica (PAD) é de 93,730 mmHg e a mediana é de 150 mmHg, com um desvio-padrão de 13,160 mmHg e valores mínimo e máximo de 80 mmHg e 140 mmHg, respetivamente. O peso médio e mediano dos doentes era de 68 kg e 67,90 kg, respetivamente, com um desvio padrão de 5,19 kg e um mínimo e máximo de 55 kg e 85,70 kg. A altura média e mediana dos doentes era de 1,72m e 1,63m, respetivamente, com um desvio padrão de 0,44m e um mínimo e máximo de 1,510m e 1,80m. O índice de massa corporal (IMC) médio e mediano era de 25,40 e 25,30, respetivamente, com um desvio padrão de 1,61 e um mínimo e máximo de 21,10 e 30,20. O número médio e mediano de fármacos anti-hipertensores administrados foi de 2,86 e 3, respetivamente, com um desvio-padrão de 0,90 e um mínimo e máximo de 1 e 6.

Tabela 4.2. Tabela de resumo para as outras variáveis do estudo

S/n	Covariáveis	Grupo	Frequência	Percentagem	Acumulado percentagem
1	Género	Masculino	111	37	37
		Feminino	189	63	100
		Total	300	100	
2	Ocupação	Funcionário público	36	*12*	12
		Mulher doméstica	184	*61.30*	73.30
		Agricultor	12	*4*	77.30
		Negócios	65	*21.70*	99.00
		Mecânico	1	*0.30*	99.30
		Reformado	2	*0.70*	100
		Total	300	*100*	
3	Estatuto académico	Sem formação académica	213	71	71
			21	7	78
		Apenas escola primária	27	9	87
		apenas o ensino secundário	39	13	100

		Terciário	300	100	
		Total			
4	Local de residência	Urbano	220	73.30	73.30
		Rural	80	26.70	100
		Total	300	100	
5	N.º de medicamentos anti-hipertensores	1	16	5.30	5.30
		2	86	28.70	34
		3	134	44.70	78.70
		4	55	18.30	97
		5	8	2.70	99.70
		6	1	0.30	100
			300	100	

A partir da Tabela 4.2, de um total de 300 participantes, todos hipertensos, 186 (63%) eram do sexo feminino e 111 (37%) do sexo masculino, com uma relação de 1,7:1, respetivamente. Quanto à profissão, 36 (12%) hipertensos eram funcionários públicos, 184 (61,30%) eram donas de casa, 12 (4%) eram agricultores, 65 (21,70%) exerciam uma atividade comercial, 1 (0,30%) era mecânico e 2 (0,70%) eram reformados. Relativamente ao nível de escolaridade, 213 (71%) doentes não tinham educação formal, 21 (7%) tinham apenas o ensino primário, 27 (9%) tinham apenas o ensino secundário e 39 (13%) tinham o ensino superior. 220 (73%) pacientes residiam na zona urbana e 80 (26,70%) na zona rural. No tempo de acompanhamento, 16 (5,30%) dos pacientes receberam apenas um (1) anti-hipertensivo, 86 (28,70%) receberam um número total de dois (2) anti-hipertensivos, 134 (44,70%) receberam um número de três (3) anti-hipertensivos, 55 (18,30%) receberam quatro (4) anti-hipertensivos, 8 (2,70%) receberam cinco (5) e 1 (0,30%) recebeu seis (6) anti-hipertensivos.

Tabela 4.3: Tabulação cruzada de algumas variáveis em estudo

S/n	Covariáveis	Grupo	Estado		Meses de tempo		Total (%)
			Evento(%)	**Censor (%)**	≤30 (%)	>30 (%)	
1	Sexo	Masculino	42 (38.53%)	69 (36.13%)	78 (34.82%)	33 (43.42%)	111(37.00%)
		Feminino	67 (61.47%)	122 (63.87%)	146 (65.18%)	43 (56.58%)	189 (63.00%)
		Total	109 (100%)	191 (100%)	224 (100%)	76 (100%)	300 (100%)
2	Idade (anos)	≤45	31 (28.44%)	54 (28.27%)	66 (29.46%)	19 (25%) 57 (75%) 76 (100%)	85 (28.33%)
		>45	78 (71.56%)	137(71.28%)	158 (70.54%)		215 (71.67%)
		Total	109 (100%)	191 (100%)	224 (100%)		300 (100%)
3	PAS (mmHg)	≤155	74 (67.89%)	109(57.07%)	138 (61.61%)	45(59.21%)	183 (61%)
		>155	35 (32.11%)	82 (42.93%) 191 (100%)	86 (38.39%)	31(40.79%) 76 (100%)	117 (39%)
		Total	109 (100%)		224 (100%)		300 (100%)
4	IMC	Peso normal	63 (57.90%)	73 (38.22%)	111 (49.55%)	25(32.90%)	136 (45.33%)
		Excesso de peso	46 (42.20%)	118 (61.78%) 191 (100%)	113 (50.45%)	51(67.11%) 76 (100%)	164 (54.67%)
		Total	109 (100%)		224 (100%)		300 (100%)

5	Local de residência	Urbano	74 (67.89%)	146(76.44%) 45 (23.56%) 191 (100%)	165 (73.66%)	55 (72.37%) 21 (27.63%) 76 (100%)	220 (73.33%)
		Rural	35 (32.11%)		59 (26.34%)		80 (26.67%)
		Total	109 (100%)		224 (100%)		300 (100%)
6	Ocupação	Funcionário público	13 (11.93%)	23 (12.04%) 119 (62.30%) 9 (4.71%) 37 (19.37%) 1(0.52) 2(1.05) 191 (100%)	26 (11.61%)	10(13.16%) 41(53.95%) 5(6.58%) 19(25%) 1(1.32%) 0(0%) 76 (100%)	36 (12%)
			65 (59.63%)		143 (63.84%)		184 (61.33%)
		Mulher doméstica	3 (2.75%)		7 (3.13%)		12 (4.00%)
		Agricultor	27 (24.77%)		45 (20.09%)		65 (21.67%)
		Negócios	0 (0%)		0(0.00%)		1 (0.33%)
		Mecânico	0 (0%)		2 (0.89%)		2 (0.67%)
		Reformado	109 (100%)		224 (100%)		300 (100%)
		Total					
7	Estatuto académico	NFE	76 (69.73%)	137 (71.73%) 13 (6.81%) 16 (8.38%) 25 (13.09%) 191 (100%)	153 (68.30%)	60 (78.95%) 3 (3.95%) 3 (3.95%) 10 (13.16%) 76 (100%)	213 (71.00%)
		PSO	8 (7.34%)		18 (8.04%)		21 (7.00%)
		SSO	11 (10.09%)		24 (10.714%)		27 (9.00%)
		TE	14 (12.84%)		29 (12.95%)		39 (13.00%)

Total	109 (100%)	224 (100%)	300 (100%)

Da Tabela 4.3, 300 casos amostrados, 109 (36,30%) pacientes tiveram eventos (controle ótimo da hipertensão) e 191 (63,70%) pacientes foram observações censuradas. 224 pacientes tiveram um tempo de seguimento ≤30 meses e 76 pacientes tiveram um tempo de seguimento >30 meses; dentre estes, 78 (34,82%) pacientes eram do sexo masculino e 146 (65,18%) do sexo feminino que tiveram um tempo de seguimento ≤30 meses, e 33 (43,42%) do sexo masculino e 43 (56,58%) do sexo feminino tiveram um tempo de seguimento >30 meses. 85 (28,33%) dos pacientes com idade ≤45 anos e 215 (71,67%) dos pacientes com idade >45 anos tiveram um tempo de seguimento ≤30 meses, enquanto 19 (25%) pacientes com idade ≤45 anos e 57,00 (75%) pacientes com idade >45 anos tiveram um tempo de seguimento >30 meses. 183 (61%) dos pacientes apresentavam PAS ≤155mmHg e 117 (39%) dos pacientes apresentavam PAS >155mmHg; dentre estes 138 (61,61%) dos pacientes com PAS ≤155mmHg tiveram um tempo de seguimento ≤30 meses enquanto 45 (59,21%) dos pacientes com PAS ≤155mmHg e 31 (40,79%) dos pacientes com PAS >155mmHg, tiveram um tempo de seguimento >30 meses. 136 (45,33%) dos pacientes apresentavam peso normal e 164 (54,67%) dos pacientes apresentavam sobrepeso; dentre estes, 111 (50,45%) com peso normal e 113 (50,45%) dos pacientes com sobrepeso, tiveram um tempo de seguimento <30 meses enquanto 25 (32,90%) dos pacientes com peso normal e 51 (67,11%) dos pacientes com sobrepeso, tiveram um tempo de seguimento >30meses.

4.3 Gráfico de sobrevivência Kaplan-Meier

A curva de sobrevivência de Kaplan-Meier (KM), um gráfico da probabilidade de sobrevivência KM em função do tempo, fornece um resumo útil dos dados que podem ser utilizados para estimar medidas como o tempo de sobrevivência médio. A maior assimetria encontrada na distribuição da maioria dos dados de sobrevivência é a razão pela qual a média não é frequentemente utilizada (Clark *et al.*, 2003)

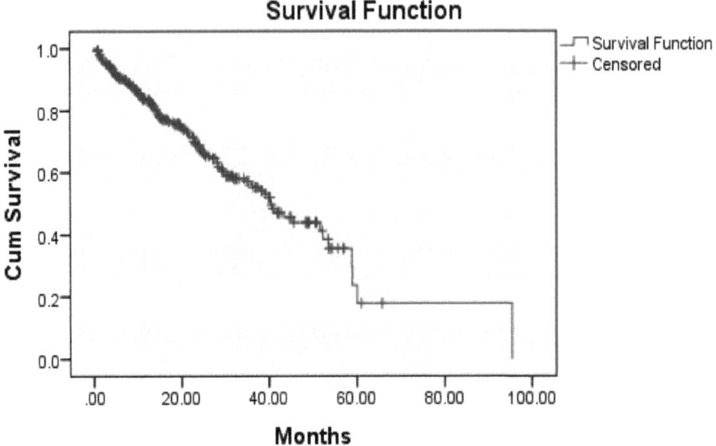

Figura 4.1: Curva de Kaplan-Meier (K-M) para a Estimativa de Sobrevivência Global

A partir da Figura 4.1, a mediana do tempo de sobrevivência para os doentes atingirem um controlo ótimo da hipertensão (3,68 anos) e 40,43 meses (IC: 33,67-47,19), (3,37 anos) respetivamente, (α=0,05). Isto implica que 50% dos doentes hipertensos atingem um controlo ótimo em 40,43 meses (IC: 33,67-47,19), (3,37 anos) e os outros 50% atingem um controlo ótimo mais de 40,43 (IC: 33,67-47,19), meses (3,37 anos) depois de lhes ter sido diagnosticada hipertensão.

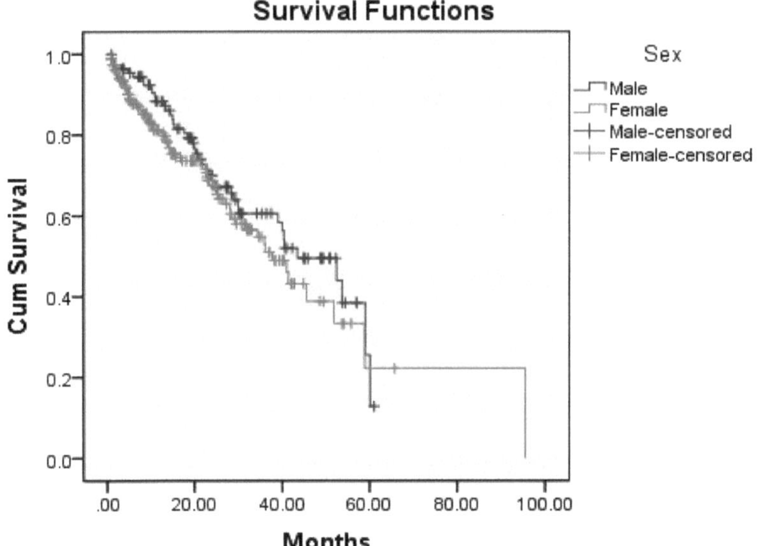

Figura 4.2: Curva de Kaplan-Meier (K-M) para o sexo

A Figura 4.2 revelou que a mediana do tempo de sobrevivência para o Género é de 43,43 (IC: 30,85-56,01) meses (3,62 anos) para os homens e de 37,76 (IC: 30,17-45,35) meses (3,15 anos) para as mulheres. Isto indica que 50% dos hipertensos do sexo masculino atingiram um controlo ótimo da hipertensão em 43,43 (IC: 30,85-56,01) meses (3,62 anos), enquanto os hipertensos do sexo feminino atingiram um controlo ótimo da hipertensão em 37,76 (IC: 30,17-45,35) meses (3,15 anos). Enquanto a mediana global é de 40,43 (IC: 33,67, 47,19) meses (3,37 anos).

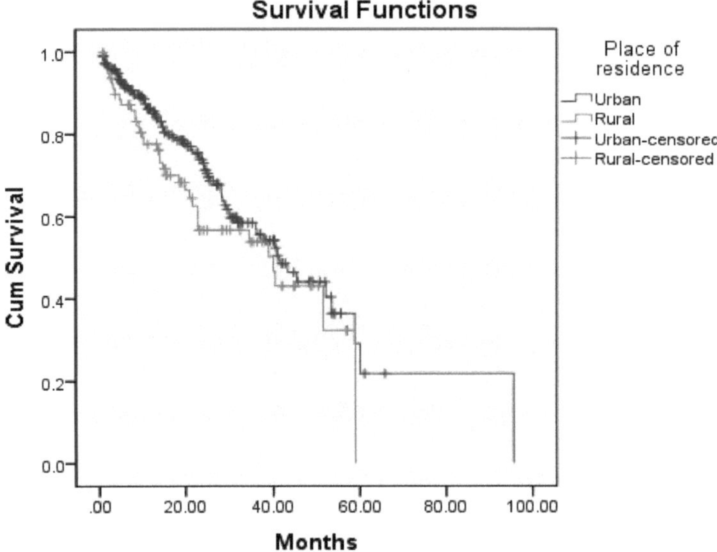

Figura 4.3: Curva de Kaplan-Meier (K-M) para o local de residência

A Figura 4.3 mostra que a mediana do tempo de sobrevivência por local de residência é de 41,36 (IC: 33,12-49,60) meses (3,45 anos) para os hipertensos que vivem em zonas urbanas e de 40 (IC: 21,22-58,78) meses (3,33 anos) para os hipertensos que vivem em zonas rurais, enquanto a mediana global é de 40,43 (IC: 33,67-47,19) meses (3,37 anos).

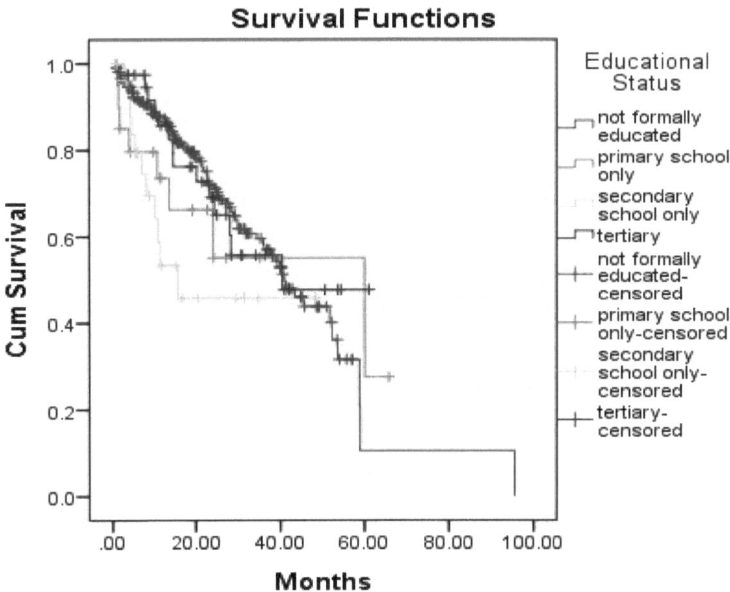

Figura 4.4: Curva de Kaplan-Meier (K-M) para o nível de escolaridade

A partir da Figura 4.4, a mediana do tempo de sobrevivência para o status educacional é de 41 (IC: 34,66-47,34) meses (3,45 anos) para pacientes hipertensos que não tinham educação formal, 60,10 (IC: 7,18-113,02) meses (5.01 anos) para os hipertensos que tinham apenas o ensino primário, 15,73 (IC: NA) meses (1,31 anos) para os hipertensos que tinham apenas o ensino secundário e 40,43 (IC: NA) meses (3,37 anos) para os hipertensos que tinham o ensino superior. Enquanto a mediana global é de 40,43 (IC: 33,67-47,19) meses (3,69 anos).

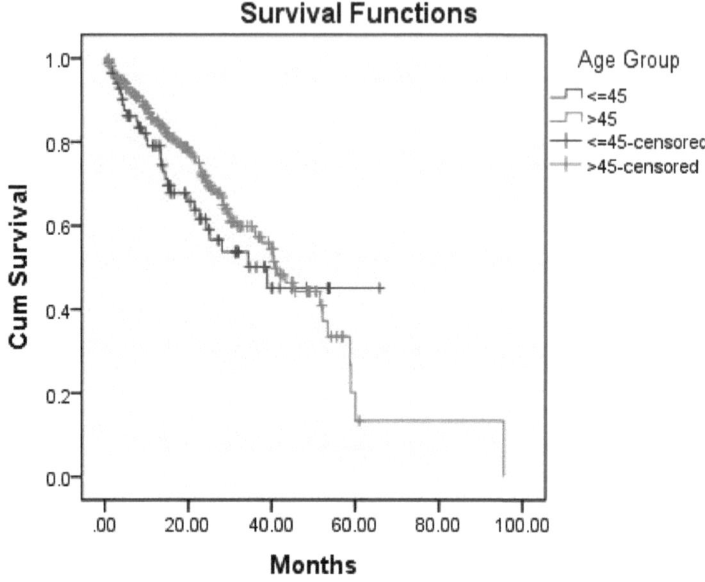

Figura 4.5: Curva de Kaplan-Meier (K-M) para a faixa etária

A Figura 4.5 mostrou que a mediana do tempo de sobrevida da idade dos pacientes hipertensos que eram ≤45 anos é de 39 (IC: NA) meses (3,25 anos) enquanto 41 (IC: 34,49-47,51) meses (3,42 anos) para os pacientes hipertensos que eram >45 anos. Enquanto a mediana geral é de 40,43 (IC: 33,67-47,19) meses (3,37 anos).

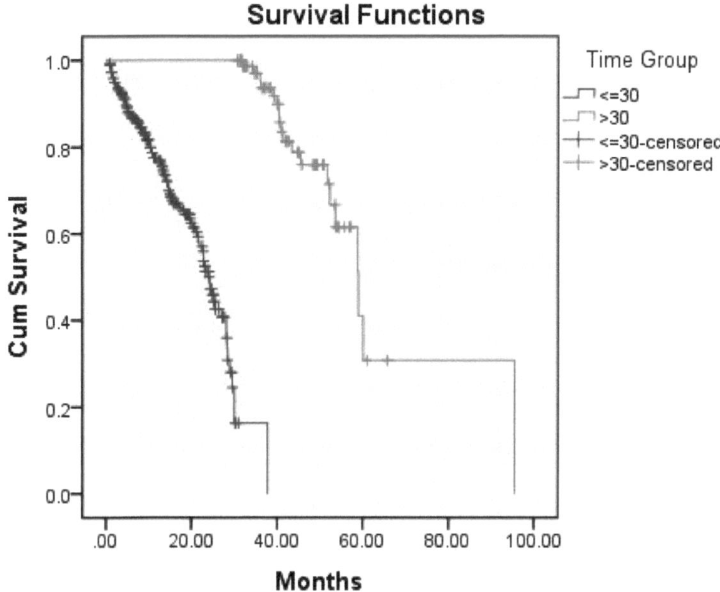

Figura 4.6: Curva de Kaplan-Meier (K-M) para o grupo temporal

A Figura 4.6 revelou que a mediana do tempo de sobrevida é de 24,14 meses (IC: 22,31-25,97) (2,01 anos) para os hipertensos que estiveram em acompanhamento por ≤30 meses, enquanto 59 meses (IC: 52,14-65,86) (4,92 anos) para os hipertensos que estiveram em acompanhamento por >30 meses. Enquanto a mediana geral é de 40,43 (IC: 33,79-47,19) meses (3,37 anos).

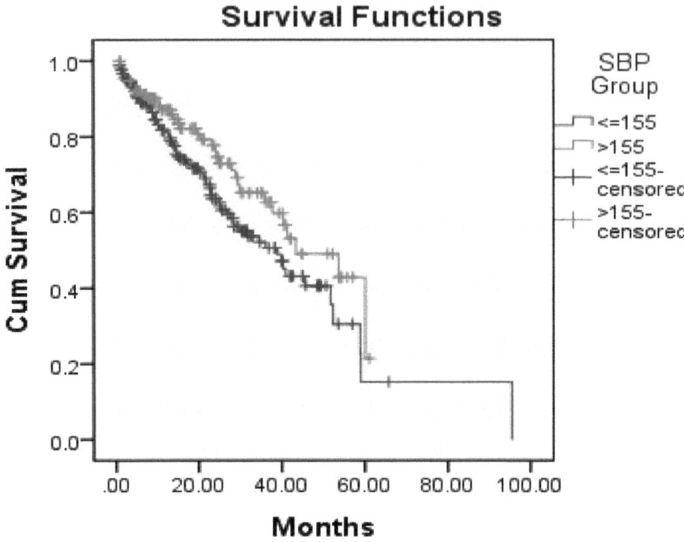

Figura 4.7: Curva de Kaplan-Meier (K-M) para o grupo de pressão arterial sistólica

Verifica-se na Figura 4.7 que, com intervalo de confiança de 95%, a mediana do tempo de sobrevida é de 39 meses (IC: 29,95-48,05) (3,25 anos) para os hipertensos que tinham ≤155 de pressão arterial sistólica, enquanto 43,43 meses (IC: 28,88-57,99) (3,62 anos) para os hipertensos que tinham >155 de pressão arterial sistólica. Enquanto a mediana de 40,43 (IC: 33,67, 47,19) meses (3,62 anos).

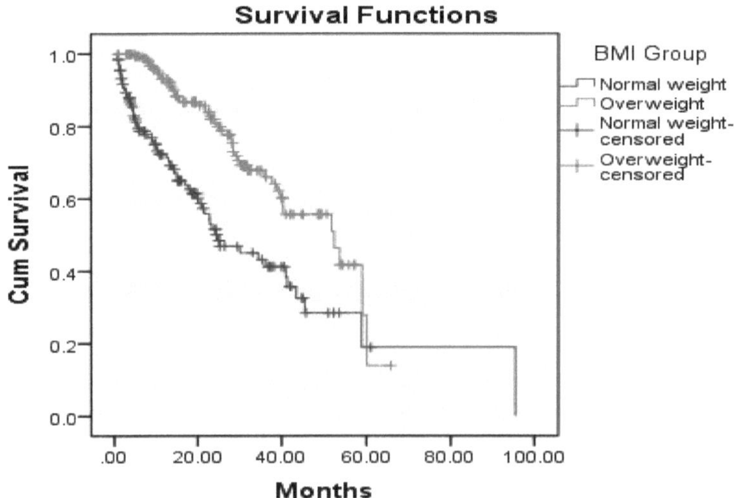

Figura 4.8: Curva de Kaplan-Meier (K-M) para o grupo de índice de massa corporal

A partir da Figura 4.8, a mediana do tempo de sobrevivência é de 24,96 meses (IC: 14,27-35,65) (2,08 anos) para os doentes hipertensos que atingem um controlo ótimo e que têm peso normal, enquanto 52,30 meses (IC: 37,87-66,73) (4,36 anos) para os doentes hipertensos que têm excesso de peso. Enquanto a mediana global é de 40,43 (IC: 33,67-47,19) meses (3,37 anos).

4.4 Teste Log-rank para Igualdade de Funções de Sobrevivência (Probabilidade de Sobrevivência)

Para avaliar se as curvas K-Meier de dois ou mais grupos são ou não estatisticamente significativas, é utilizado um método de teste popular denominado teste Log-rank e o teste utiliza a estatística do qui-quadrado.

Quando duas curvas K-M são estatisticamente equivalentes, isso significa que, com base num procedimento de teste que compara as duas curvas num determinado sentido geral, não temos provas de que as verdadeiras curvas de sobrevivência da população (probabilidades) sejam diferentes. A estatística log-rank, como qualquer outra estatística utilizada noutros tipos de testes de qui-quadrado, utiliza as contagens de células observadas versus esperadas em categorias de resultados. As categorias para a estatística log-rank são definidas por cada um dos tempos de falha ordenados para todo o conjunto de dados que está a ser analisado.

Tabela 4.4: Teste Log-Rank para o género dos doentes hipertensos

Estatuto académico	N	Observado	Esperado	Chisq. Cont.
Masculino	11	42	47.80	0.69
Feminino	19	9	8.34	0.54
χ^2 = 1,27 com 1 grau de liberdade, p= 0,259				

A partir da tabela 4.4, o resultado mostra que a experiência de sobrevivência dos doentes hipertensos foi a mesma em relação ao seu género, com um nível de significância de 5%.

Tabela 4.5: Teste Log-Rank para o local de residência dos doentes hipertensos

Local de residência	N	Observado	Esperado	Chisq. Cont.
Rural	220	74	80.50	0.53
Urbano	80	35	28.50	1.50
χ^2 = 2,046 com 1 grau de liberdade, p= 0,153				

A partir da tabela 4.5, o resultado mostra que a experiência de sobrevivência dos pacientes hipertensos foi a mesma em relação ao seu local de residência a um nível de significância de 95%.

Tabela 4.6: Teste Log-Rank para o nível de escolaridade dos doentes hipertensos

Estatuto académico	N	Observado	Esperado	Chisq. Cont.
Sem formação académica	213	76	80.74	0.28
apenas escola primária	21	8	7.01	0.14
Apenas o ensino secundário	27	11	5.42	5.75
Terciário	39	14	15.83	0.21
χ^2 = 6,464 em 3 graus de liberdade, p= 0. 091				

A partir da tabela 4.6, o resultado mostra que a experiência de sobrevivência dos pacientes hipertensos foi a mesma no que diz respeito ao seu estatuto educacional a um nível de significância de 95%.

Tabela 4.7: Teste Log-Rank para o grupo etário de doentes hipertensos

Grupo etário	N	Observado	Esperado	Chisq. Cont.
≤45	85	31	26.50	0.78
>45	215	78	82.50	0.25
χ^2 = 1,042 com 1 grau de liberdade, p= 0,307				

A partir da tabela 4.7, o resultado mostra que a experiência de sobrevivência dos pacientes hipertensos foi a mesma em relação ao seu grupo etário a um nível de significância de 95%.

Tabela 4.8: Teste Log-Rank para o grupo temporal de doentes hipertensos

Grupo de tempo	N	Observad o	Esperado	Chisq. Cont.
30≤	224	90	49	34.30
>30	76	19	60	28
χ^2 = 88,833 em 1 grau de liberdade, p<0,001				

A partir da tabela 4.8, o resultado mostra que a experiência de sobrevivência dos pacientes hipertensos foi a mesma em relação ao seu grupo de tempo a um nível de significância de 95%.

Tabela 4.9: Teste Log-Rank para o Grupo de Índice de Massa Corporal de Pacientes Hipertensos

Índice de Massa Corporal	N	Observad o	Esperado	Chisq. Cont.
Peso normal	136	63	40.10	13.10
Excesso de peso	164	46	68.90	7.60
χ^2 = 88,833 em 1 grau de liberdade, p<0,001				

A partir da tabela 4.9, o resultado mostra que a experiência de sobrevivência dos pacientes hipertensos não foi a mesma em relação ao seu índice de massa corporal a um nível de significância de 95%.

Tabela 4.10: Teste Log-Rank para o número de medicamentos anti-hipertensivos Grupo de doentes hipertensos

Número de medicamentos anti-hipertensores	N	Observad o	Esperado	Chisq. Cont.
1	16	12	4.96	9.99
2	86	35	29.93	7.60
3	134	44	46.81	0.29
4	55	17	24.57	2.33
5	8	1	2.54	0.94
6	1	0	0.19	0.19
χ^2 = 14,782 em 5 graus de liberdade, p= 0,011				

A partir da tabela 4.10, o resultado mostra que a experiência de sobrevivência dos pacientes hipertensos não foi a mesma em relação ao seu número de medicamentos anti-hipertensivos a um nível de significância de 95%.

4.5 Resultados do modelo de risco proporcional de Cox

Tabela 4.11: Análise univariada do risco proporcional de Cox (IC 95%)

Covariáveis	Coef	exp(coef)	se(coef)	P
Idade	-0.10	0.99	0.01	0.226
Género	0.22	1.25	0.20	0.260
IMC	-0.29	0.75	0.07	<0.001
SBP	-0.01	0.99	0.01	0.036
Ocupação	-0.02	0.98	0.07	0.761
Nível de escolaridade	0.05	1.05	0.08	0.561
Local de residência	0.29	1.34	0.21	0.154
Número de medicamentos anti-hipertensores	-0.37	0.69	0.11	0.001

A partir da Tabela 4.11, a análise univariada mostra que as covariáveis: índice de massa corporal (IMC), pressão arterial sistólica e número de medicamentos anti-hipertensivos são estatisticamente significativas a um intervalo de confiança de 95%. Enquanto as outras covariáveis: idade, género, profissão, nível de escolaridade e local de residência não são estatisticamente significativas.

Tabela 4.12: Análise multivariada de risco proporcional de Cox (IC 95%)

Covariáveis	Coef	exp(coef)	se(coef)	P
Idade	-0.01	0.988	0.009	0.196
Género	0.52	1.689	0.356	0.141
IMC	-0.34	0.714	0.067	<0.001
SBP	-0.01	0.995	0.005	0.359
Ocupação	0.15	1.158	0.106	0.168
Nível de escolaridade	0.25	1.280	0.131	0.059
Local de residência	0.51	1.660	0.234	0.030
Número de medicamentos anti-hipertensores	-0.44	0.645	0.115	<0.001

Na Tabela 4.12, a regressão multivariada de risco proporcional de Cox revelou que o valor de log verosimilhança é 1003,45. O valor do qui-quadrado é 49,56 com 8 graus de liberdade e um valor de p <0,001. O índice de massa corporal (IMC), o nível de instrução, o local de residência e o número de medicamentos anti-hipertensores são as covariáveis que afectam o controlo ideal da hipertensão.

O hazard ratio da PAS nos pacientes tem o valor de 0,995, este valor é obtido pela exponenciação do coeficiente -0,005 da variável PAS. O rácio de risco é interpretado como significando que o maior grupo de PAS (>165mmHg) tem um risco 0,995 vezes maior do que o menor grupo de PAS (≤165mmHg) para atingir um controlo ótimo da hipertensão, com um intervalo de confiança de 95%, o risco varia entre 0,986 e 1,005. O risco de um controlo ótimo da hipertensão para o grupo com um número de fármacos anti-hipertensores superior a 3 é 0,645 vezes superior ao risco para o grupo com um número de fármacos anti-hipertensores ≤ 3, com um intervalo de confiança de 95%, variando o risco entre 0,515 e 0,808. o risco de um controle ideal da hipertensão do grupo de status educacional ≥educação secundária é 1,280 vezes mais provável do que o risco para o status educacional <educação secundária, com um intervalo de confiança de 95%, a faixa de risco de tão baixo quanto 0,991 a tão alto quanto 1,654.

4.6 Teste do pressuposto de risco proporcional

O pressuposto de riscos proporcionais (PH) pode ser verificado através de testes estatísticos e diagnósticos gráficos baseados nos resíduos de Schoenfeld escalonados. Em princípio, os resíduos de Schoenfeld são independentes do tempo. Um gráfico que mostre um padrão não aleatório em relação ao tempo é evidência de violação do pressuposto PH. A função cox.zph() [no pacote de sobrevivência] fornece uma solução conveniente para testar o pressuposto de riscos proporcionais para cada covariável incluída num ajuste de modelo de regressão de Cox. Para cada covariável, a função cox.zph() correlaciona o conjunto correspondente de resíduos de Schoenfeld escalados com o tempo, para testar a independência entre os resíduos e o tempo. Além disso, efectua um teste global para o modelo como um todo. A hipótese de risco proporcional é apoiada por uma relação não significativa entre os resíduos e o tempo, e refutada por uma relação significativa.

Tabela 4.13: Resultados da hipótese proporcional de Cox utilizando o teste estatístico

Covariáveis	**Chisq**	P
Idade	1.291	0.260
Género	1.163	0.280
IMC	32.384	1.300
SBP	0.134	0.710
Ocupação	1.033	0.310
Nível de escolaridade	1.995	0.160
Local de residência	0.306	0.580
Número de medicamentos anti-	0.054	<0.001
hipertensores	0.054	0.820
Mundial	44.787	4.00

A partir da Tabela 4.13, o pressuposto de risco proporcional de Cox, o teste não é estatisticamente significativo para cada uma das covariáveis, e o teste global também não é estatisticamente significativo. Por conseguinte, o pressuposto de risco proporcional é satisfeito.

4.7 Resultados do modelo de risco proporcional de Weibull

Tabela 4.14: Análise multivariada do modelo de Weibull (IC 95%)

Covariáveis	Coef	exp(coef)	se(coef)	P
Idade	-0.012	0.989	0.009	0.214
Género	0.533	1.704	0.351	0.129
IMC	-0.345	0.708	0.068	<0.001
SBP	-0.004	0.996	0.005	0.394
Ocupação	0.153	1.165	0.105	0.146

Nível de escolaridade	0.271	1.311	0.129	0.036
Local de residência	0.472	1.603	0.232	0.042
Número de medicamentos anti-hipertensores	-0.463	0.629	0.116	<0.001

A partir da Tabela 4.6.1, o modelo de regressão multivariada de Weibull mostra que o índice de massa corporal (IMC) com um p-valor <0,001, a escolaridade com um p-valor de 0,036, o local de residência com um p-valor de 0,042 e o número de medicamentos anti-hipertensores com um p-valor <0,001 são as covariáveis que influenciam o controlo ótimo da hipertensão. Enquanto as restantes covariáveis: idade com um valor de p=0,214, sexo com um valor de p=0,129, pressão arterial sistólica com um valor de p=0,394, profissão com um valor de p=0,146 não afectam o controlo ótimo da hipertensão.

4.8 Discussão

A mediana do tempo de sobrevivência dos pacientes hipertensos para atingir um controlo ótimo foi de 33,67 meses. Esta taxa é inferior à mediana de sobrevivência de um país como a Etiópia (Sendex e Hebo 2017).

O grupo masculino alcançou um controlo ótimo da hipertensão mais rapidamente do que o grupo feminino ≤40 meses; e >40 meses, o grupo feminino alcançou um controlo ótimo da hipertensão mais rapidamente.Por outras palavras, ≤40 meses, a proporção de indivíduos que alcançam um controlo ótimo da hipertensão é maior no sexo masculino do que no feminino.

Ainda assim, a curva de Kaplan-Meier revela que os doentes com idade ≤45 anos atingiram um controlo ótimo da hipertensão ligeiramente mais rápido do que os doentes com idade >45 anos. Os pacientes cuja PAS>155 mmHg está acima da curva dos pacientes cuja PAS ≤155 mmHg, indicando que os pacientes cuja PAS ≤155 mmHg alcançaram um controlo ótimo da hipertensão mais rapidamente do que os pacientes cuja PAS>155 mmHg. A curva de Kaplan-Meier mostrou que os doentes com peso normal atingiram um controlo ótimo da hipertensão mais rapidamente do que os doentes com excesso de peso. O local de residência dos doentes revela que os doentes que residem em zonas rurais atingem um controlo ótimo da hipertensão mais rapidamente do que os doentes que residem em zonas urbanas. A curva da ocupação dos doentes mostra que os que se dedicam ao comércio atingem mais rapidamente o controlo ideal da hipertensão, seguidos dos funcionários públicos, das donas de casa e dos agricultores, respetivamente. A curva do nível de instrução dos doentes revela que os doentes com o ensino secundário atingiram um controlo ótimo mais rapidamente do que os doentes com o ensino primário. O resultado do modelo de risco proporcional de Cox revela que o índice de massa corporal (IMC) com um valor de p <0,001, influenciou o controle ideal da hipertensão, semelhante ao achado no Vietnã e na Índia. (Nhon *et al.,* 2018; Eslavath e John, 2020). O local de residência também é estatisticamente significativo com p-valor 0,030, este achado é semelhante ao estudo de Cappuccio *et al.*, 2004; Ayalew A.S. *et al.*, 2019. O status educacional é considerado estatisticamente significativo com um valor de p de 0,059. O número de medicamentos anti-hipertensivos é estatisticamente significativo com o valor de p <0,001, este achado é semelhante a um estudo em Nevada (Quant *et al.*,2010). Descobri que o gênero é estatisticamente insignificante com o valor de p 0,141, este achado corresponde ao estudo de Khan *et al.*, 2013, Bcheraoui *et al.*, 2014, Ayalew *et al.*, 2019, Eslavath e John 2020. A covariável, idade, é considerada insignificante com o valor de p 0,196, o que é consistente com o estudo de, wamala *et al.*, 2009, Bcheraoui *et al.*, 2014, mas contradiz Seifu *et al.*, 2016,; Kishore *et al.*, 2016; Ayalew *et al*, 2019; a pressão arterial sistólica (PAS) é considerada estatisticamente insignificante com um valor de p de 0,359, este achado contradiz o achado de Ayalew *et al.*, 2019; a covariável, ocupação é considerada insignificante com o valor de p 0,168, este achado é semelhante no estudo realizado por Eslavath e John, 2020.

Enquanto o modelo de regressão de Weibull O modelo de Weibull mostra que o índice de massa corporal (IMC) com um valor de p <0,001, o nível de escolaridade com um valor de p de 0,036, o local de residência com um valor de p de 0,042 e o número de medicamentos anti-hipertensivos com um valor de p <0,001 são as covariáveis que afectam o controlo ideal da hipertensão.

Enquanto as restantes covariáveis: idade com um valor de p de 0,214, sexo com um valor de p de 0,129, pressão arterial sistólica com um valor de p de 0,394, profissão com um valor de p de 0,146 não afectam o controlo ótimo da hipertensão.

CAPÍTULO CINCO

RESUMO, CONCLUSÃO E RECOMENDAÇÃO

5.1 Introdução

Este capítulo resume as conclusões retiradas dos dados, as conclusões e as recomendações.

5. 2 Resumo

Kaplan-Meier (K-M) foi usado para descrever a estimativa e as curvas de sobrevivência de pacientes hipertensos no Specialist Hospital Sokoto entre 2015 e 2021. A idade média dos pacientes hipertensos foi de 52,52 anos com o desvio padrão de 12,36 anos. Enquanto a mediana geral é de 40,43 (33,67, 47,19) meses (3,37 anos). o tempo médio de sobrevivência da idade dos pacientes hipertensos que eram ≤45 anos é de 39,00 (NA) meses (3,25 anos), enquanto 41 (34,49, 47,51) meses (3,42 anos) para pacientes hipertensos que eram> 45 anos. A mediana do tempo de sobrevivência para o sexo é de 43,43 (30,85, 56,01) meses (3,62 anos) para os homens e 37,76 (30,17, 45,35) meses (3,15 anos) para as mulheres. Isto indica que 50% dos hipertensos do sexo masculino atingiram um controlo ótimo da hipertensão em 43,43 (30,85, 56,01) meses (3,62 anos), enquanto os hipertensos do sexo feminino atingiram um controlo ótimo da hipertensão em 37,76 (30,85, 56,01) meses (3,15 anos).

Enquanto a mediana global é de 40,43 (33,67, 47,19) meses (3,37 anos). O tempo mediano de sobrevivência é de 39 meses (29,95, 48,05) (3,25 anos) para pacientes hipertensos que tinham ≤155 pressão arterial sistólica, enquanto 43,43 meses (28,88, 57,99) (3,62 anos) para pacientes hipertensos que tinham> 155 pressão arterial sistólica. Enquanto a mediana de 40,43 (33,67, 47,19) meses (3,37 anos). A mediana do tempo de sobrevivência é de 24,96 meses (14,27, 35,65) (2,08 anos) para os doentes hipertensos que atingiram um controlo ótimo com peso normal, enquanto a mediana é de 52,30 meses (37,87, 66,73) (4,36 anos) para os doentes hipertensos com excesso de peso. Enquanto a mediana global é de 40,43 (33,67, 47,19) meses (3,37 anos).

O teste Log-rank foi utilizado para comparar a curva de sobrevivência dos doentes com hipertensão. Relativamente ao sexo, a estatística do teste log-rank foi de 0,69 para os doentes do sexo masculino, enquanto que 0,54 para as doentes do sexo feminino e o valor de p foi de 0,3; relativamente ao local de residência, foi de 0,523 para os que vivem em zonas rurais, enquanto que 1,497 para os que vivem em zonas urbanas e o valor de p foi de 0,2; relativamente ao nível de instrução, o teste log-rank foi de 6,5 e o valor de p foi de 6.5; o teste log-rank para o grupo etário foi de 1 e o valor de p foi de 0,3; para o grupo temporal, o teste log-rank foi de 88,8 e o valor de p foi <2e-16; para a pressão arterial sistólica, o teste log-rank foi de 3,3 e o valor de p foi de 0,07; para o índice de massa corporal, o teste log-rank foi de 21,2 e o valor de p foi de 4e-06; para o número de medicamentos anti-hipertensivos, o teste log-rank foi de 14,8 e o valor de p foi de 0,01.

O modelo de risco proporcional de Cox mostrou que os doentes hipertensos com um índice de massa corporal (IMC) mais elevado (excesso de peso) correm um maior risco de não conseguirem um controlo ótimo da hipertensão em comparação com os doentes com peso normal. A categoria relativa ao nível de instrução mostra que os que não têm instrução formal apresentam um risco mais elevado de não conseguirem um controlo ótimo da hipertensão do que os outros. Os doentes hipertensos que receberam um maior número de medicamentos anti-hipertensores têm um risco mais elevado de não conseguirem um controlo ótimo da hipertensão do que os que receberam um menor número de medicamentos anti-hipertensores. Os doentes hipertensos que vivem em zonas urbanas têm um risco elevado de não obterem um controlo ótimo do que os que vivem em zonas rurais. As restantes covariáveis: idade, sexo, pressão arterial sistólica e profissão não afectam o controlo ideal da hipertensão.

5.3 Conclusão

A partir dos resultados desta investigação, pode concluir-se que, desde o início da toma de anti-hipertensores, o tempo médio de seguimento dos hipertensos foi de 21,50 meses (1,79 anos), sendo o tempo mediano de seguimento da sobrevivência estimado em 19,10 meses (1,56 anos). Os doentes hipertensos atingiram um controlo ótimo da hipertensão em média 44,18 meses (3,68 anos) com uma sobrevida mediana de 40,43 meses (3,37 anos).

Os doentes hipertensos com peso corporal normal atingiram um controlo ótimo da hipertensão mais rapidamente do que os doentes com excesso de peso. Os doentes hipertensos a quem foram administrados três medicamentos anti-hipertensores durante o acompanhamento atingiram um controlo ótimo mais rapidamente do que aqueles a quem foram administrados menos de três ou mais de três medicamentos anti-hipertensores.

A análise de risco proporcional de Cox mostrou que os principais factores que afectam um controlo ótimo da hipertensão foram o índice de massa corporal (IMC) e o número de medicamentos anti-hipertensores, o nível de escolaridade e o local de residência.

5.4 Recomendação

São propostas as seguintes recomendações:

i. Recomenda-se uma maior sensibilização do público para o controlo da hipertensão.
ii. Estratégias para melhorar a manutenção dos registos de dados dos doentes hipertensos de modo a garantir a sua exaustividade e coerência.

iii. O governo deve financiar novas descobertas que ajudarão a descobrir novas modalidades de tratamento e a melhorar a compreensão da epidemiologia da hipertensão.

5.5 Sugestões para investigação futura

Isto também requer uma extensão deste estudo através de um desenho prospetivo, com diferentes tamanhos de amostras e percentagens de censura, para poder medir o efeito de outros factores na obtenção de um controlo ótimo da hipertensão.

REFERÊNCIAS

Addo J., Smeeth L., & Leon D. A. (2007): Hypertension in sub-Saharan Africa: a systematic review. *Hypertension*. 2007; 50(6), 1012-8. DOI: https://doi.org/10.1161/HYPERTENSIONAHA.107.093336.

Adeloye D, Eyitayo O. O, Dike B. O, Asa A. M, Dewan M. D, Timothy O. O, Oga O. S, Omoyele C, Ezeigwe N, Mpazenje R. G, Gadanya M. A, Agogo E, Alemu W, Adebiyi A. O. & Harhay M. O, (2020): Prevalência, sensibilização, tratamento e controlo da hipertensão na Nigéria em 1995 e 2020: Uma análise sistemática das evidências actuais. *The journal ofclinical hypertension*. doi.org/10.1111/jch.14220.

Akinlua J. T., Meakin R., Umar A. M. & Freemantle N. (2015): Padrão de Prevalência Atual de Hipertensão na Nigéria: Uma revisão sistemática. *PLoS One*. 2015; 10(10): e0140021. DOI: https://doi.org/10.1371/journal.pone.0140021.

Ayalew, A. S., Erango, M. A., & Gergiso, K. T. (2019): Análise de sobrevivência do fator afeta o tempo de sobrevivência do paciente com hipertensão, Open Journal of Modeling and Simulation, 7, 177-189. doi: 10.4236 / ojmsi.2019.74010.

Bain, L. G. (1976): Análise estatística da fiabilidade e da vida em fadiga. *Journal of the American Statistics* Association 49:575-597.

Bcheraoui, C.E, Memish, Z.A., Tuffaha, M., Daoud, F., Robinson, M. & Jaber, S. (2014) Hipertensão e seus factores de risco associados no Reino da Arábia Saudita, 2013: Um inquérito nacional. International Journal of

Hypertension, 2014, Artigo ID: 564679. https://doi.org/10.1155/2014/564679

Cappuccio, F.P., Micah, F.B., Emmett, L., Kerry, S.M., Antwi, S., Martin-Peprah, R. & Eastwood, J.B. (2004): Prevalência, Deteção, Gestão e Controlo da Hipertensão em Ashanti, África Ocidental: P2. 400. Journal of Hypertension, 22, 263-264. https://doi.org/10.1097/00004872-200406002-00927

Cordeiro, G. M., Edwin M. M., Ortega, & Artur J. L. (2013): A distribuição Exponencial-Weibull. Journal of Statistical Computation and Simulation84(12): 2592-2606.

Chobanian A. V., Bakris G. L., Black H. R., Cushman W. C., Green L. A., Jones D. W., Materson B. J., Oparil S., Wright J. T., & E. J., Roccella (2003): The Seventh Report of the Joint National Committee on Prevention, Detection, Evaluation, and Treatment of High Blood Pressure: the JNC 7 report. *JAMA*. 2003;289(19): 2560-2572.

Clark T. G., Bradburn M. J., Love S. B., & Altman D. G. (2003): Survival analysis part I: basic concepts and first analyses. *Br J Cancer*. 2003;89:232–238 doi:10.1038/sj.bjc.6601118.

Cox D. R. (1972) Regression Model and Life-Table. *Journal of the royal statisticsal society*. 34, 187-202 doi.org/10.1111/j.2517-6161.

David, D. H. (2011): Modeling Survival Data Using Frailty Models (pp. 3). Boca Raton, Florida: Chapman & Hall/CRC.

Erango M. A., Gergiso, K. T. & Hebo, O. S., H (2019): Análise do tempo de sobrevivência de pacientes com hipertensão arterial usando modelos paramétricos, *AIR, 20(2): 1-10, 2019; Artigo no.AIR.52009* doi: 10.9734/AIR/201 9 /v20i230155.

Eslavath R. & John R. (2020): Fatores de risco comportamentais, conhecimento da hipertensão e hipertensão na Índia rural. Revista internacional de hipertensão. Volume 2020, Artigo ID 8108202-7. Doi: org/10.1155/2020/8108202.

Dikko, H. G. & Faisal, A. M., (2017): Uma nova distribuição exponencial-Weibull generalizada; suas propriedades e aplicação. Bayero Journal of Pure and Applied Sciences, 10(2):29 - 37. doi.org/10.4314/bajopas.v10i2.5.

Francesco L., Riccardo C., Anna P., Matteo T., Anna M. M., Elena O., Alex S., Emanuela D., Elisabetta S., Giovambattista D., Maria T. F. & Emanuela M, (2018): O índice de massa corporal está fortemente associado à hipertensão: Resultados do estudo Longevity Check-up 7^{+} . PMC. Doi: 10.3390/nu10121976.

Gesese M. T. (2017): Análise de Sobrevivência do Tempo para Complicação de Doença Cardiovascular de Pacientes Hipertensos no Hospital de Referência FelegeHiwot em Bahir-Dar, Etiópia. *Arquivos de Pesquisa Atual Internacional 10(3): 1-9. Doi: 10.9734/ACRI/2017/36017.*

Hosmer D.W., Lemeshow S., & May S. (2008). Applied Survival Analysis: Regression Modeling of Time- to- Event Data. 234-654

In, K., & Lee D. K. (2018): Survival analysis: Parte I - análise do tempo até o evento.Korean Journal of Anesthesiology, 71(3): 182-191. doi.org/10.4097 /kja.d.18.00067.

Kayima J., Wanyenze R. K., Katamba A., Leontsini E., & Nuwaha F. (2013): Sensibilização, tratamento e controlo da hipertensão em África: Uma revisão sistemática. *BMC Cardiovascular Disorder*. 2013; 13: 54. DOI: https://doi. org/10.1186/1471-2261-13-54.

Khan, R.J., Stewart, C.P. & Christian, P. (2013): Um estudo transversal da prevalência e fatores de risco para hipertensão em mulheres nepalesas rurais. BMC Public Health, 13, 55. https://doi.org/10.1186/1471-2458-13-55

Kleinbaum, D. G., & Klein, M. (2005): Survival Analysis. Um texto de auto-aprendizagem. (2nd ed.) (pp. 4-5). Nova Iorque: Springer Science Business Median, Inc.

Nhon B. V., Quyet P. V., Long V. H., Tung B. V., Nguyen N. H. & Khanh D. N. (2018): prevalência e factores de risco de hipertensão em duas comunas nas Montanhas do Norte do Vietname. Pesquisa biomédica internacional. Doi: org/10.1155/2018/7814195.

Odili A. N., Babangida S. C., Benjamin D., Peter C. N., Innocent C. O., Umar A., Maxwell N. N., Kefas

Z., Ime E., Kabiru S., John O. O., Akinyemi A. & Godsent C. I. (2017): Prevalência, Consciência, Tratamento e Controlo da Hipertensão na Nigéria: Data from a Nationwide Survey. Global Heart. 2020; 15(1): 47. DOI: https://doi.org/10.5334/gh.848.

Patrick S., & Thomas R. V. (2018): Análise de sobrevivência e interpretação de dados de tempo para evento: A tartaruga e a lebre. ANESTHESIA & ANALGESIA DOI: 10.1213/ANE.0000000000003653.

Pereira M., Lunet N., Azevedo A., & Barros H. (2009): Diferenças na prevalência, conhecimento, tratamento e controlo da hipertensão arterial entre países em desenvolvimento e desenvolvidos. *J Hypertens.* 2009;27(5):963-975.

Peto, R., Pike, M. C., Armitage, P., Breslow, N. E., Cox, D. R., Howard, S. V., Mantel, N., McPherson, K., Peto, J. & Smith, P. G. (1976). Design and Analysis of Randomised Critical Trials Requiring Prolonged Observation of Each Patient. Introdução e conceção. British Journal of Cancer. 34: 585 - 612.

Quang N., Joann D., Loida N. & Nageshwara G. (2010): Hypertension Management: Uma atualização. American Health and Benefit. AHDB. 2010;3(1):47-56.

Sendek, E. M., & Hebo, S. H. (2017): Modelagem do tempo para um bom controle da hipertensão usando modelos de risco proporcional de Cox e fragilidade no Hospital de Referência Bahir-Dar FelegeHiwot, Estatísticas Médicas de Acesso Aberto 2017: 7 27-36 doi.org/10.2147 / OAMS.S128088.

Seifu, W., Hussein, M., Ibrahim, M. & Sigale, A. (2017) Factores de risco comportamentais da hipertensão entre comunidades adultas pastoris e agro-pastoris, Etiópia Oriental, Estado Regional da Somália, 2016. Journal of Tropical Diseases , 5, 1-6. https://doi.org/10.4172/2329-891X.1000234.

Sheik A. A., Selvakumar S., Parkavi R., Suganya R., & Venkatesh M. (2019): Uma introdução à análise de sobrevivência, tipos e suas aplicações. Intech open *DOI: http://dx.doi.org/10.5772/intechopen.80953.*

Sowmya R. R., & David A. S. (2007): Survival Methods. Statistical Primer for Cardiovascular Research, *Circulation.* 2007;115:109-113)DOI: 10.1161/CIRCULATIONAHA.106.614859.

Wamala, J.F., Karyabakabo, Z., Ndungutse, D. & Guwatudde, D. (2009): Factores de Prevalência Associados à Hipertensão no Distrito de Rukungiri, Uganda - Um Estudo de Base Comunitária. Ciências da Saúde em África, 9, 153-160.

Organização Mundial da Saúde (2013): Um resumo global sobre hipertensão Dia Mundial da Saúde. Google Scholar.

Organização Mundial da Saúde (2014): *Tabelas de resumo dos riscos globais para a saúde.* Departamento de Estatística e Informática da Saúde, Organização Mundial da Saúde; 2009. Disponível em: http://www.who.int/ evidence/bod. Acedido em 10 de junho de 2014.

Apêndice 1: Formulário de extração de dados

Caraterísticas demográficas

1. Hospital number:
2. Age (years):
3. Gender: Male ☐ Female ☐
4. Ethnicity: Hausa ☐ Fulani ☐ Yoruba ☐ Igbo ☐

   others specify__________
5. Religion: Islam ☐ Christianity ☐

   others specify ____________________
6. Occupation:
7. Educational status: NFE ☐ Primary only ☐ secondary only ☐ Tertiary ☐
8. Address: Area/Town/LGA ____________________________

DADOS CLÍNICOS

9. Data de diagnóstico:
10. Data de início do tratamento:
11. Medicamentos anti-hipertensivos:

Nome do medicamento	Dosagem

12. Blood Pressure: SBP DBP

13. Family history of hypertension:

14. Tobacco smoking: Yes ☐ No ☐

15. Number of pack years:

16. Alcohol: Yes ☐ No ☐

17. Duration of alcohol consumption (years):

18. Diabetes mellitus: Yes ☐ No ☐ Don't no ☐

19. Weight (kg):

20. Height (m):

21. Date of last visit

22. BP at last clinic visit:

23. BP controlled:

24. Complications of hypertension: Stroke ☐ Heart Failure ☐ Angina ☐

Myocardial infection ☐

25. Previous hospitalization for hypertension related complications:

26. Outcomes of Hospitalization: Recovered ☐ Death ☐ Discharge ☐

27. Living status: Alive Dead Unknown

28. If death, date of death: ________________

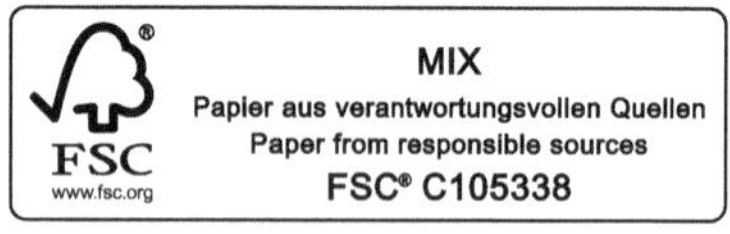

Printed by Books on Demand GmbH, Norderstedt / Germany